Guia para casais

decifrando os fatores para um bom relacionamento

Rodolfo Thomaz Castilho

Guia para casais

decifrando os fatores para um bom relacionamento

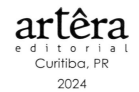

Curitiba, PR
2024

FICHA TÉCNICA

EDITORIAL	Augusto V. de A. Coelho
	Sara C. de Andrade Coelho
COMITÊ EDITORIAL	Marli Caetano
	Andréa Barbosa Gouveia (UFPR)
	Edmeire C. Pereira (UFPR)
	Iraneide da Silva (UFC)
	Jacques de Lima Ferreira (UP)
SUPERVISORA EDITORIAL	Renata C. Lopes
PRODUÇÃO EDITORIAL	Adrielli de Almeida
REVISÃO	Andrea Bassoto Gatto
	Sônia Ruberti
DIAGRAMAÇÃO	Amélia Lopes
CAPA	Lucielli Trevisan
REVISÃO DE PROVA	Bruna Santos

SUMÁRIO

INTRODUÇÃO 7
PROJEÇÕES 9
COMPRAR AS CADEIRAS 12
NÃO SE ESQUEÇA DE NAMORAR 15
ADMIRAÇÃO 17
COMPLEXO DE ÉDIPO 19
AS PESSOAS MAIS IMPORTANTES 22
BEIJO NA BOCA 25
AS FAMÍLIAS DE CADA UM 27
ROTINAS 29
DANÇA DE SALÃO 32
PROVAS DE AMOR 34
O QUE É TRAIÇÃO? 37
SÍNDROME DO NINHO VAZIO 40
FINANÇAS 43
PAI AUSENTE 46
DR... 49
CONFUSÃO DE PAPÉIS 52
FILHOS 55
AGRESSÕES.. 57
O PREÇO DE CADA UM... 60

RELACIONAMENTO ABERTO 62

PEQUENAS MENTIRAS 65

CURSO PRA CORNO 68

SEXO 72

COMEÇO, MEIO E FIM 75

INTRODUÇÃO

Esta é uma obra de mapeamento de problemas nos relacionamentos conjugais, com suas causas, consequências e dicas para soluções.

Ela visa ajudar casais de todos os tipos de formação a fazer um *check-up* da sua relação. E falo de um formato psíquico dentro de uma relação, de papéis, marido, esposa, de energia yin-yang, masculino, feminino, ele, ela etc. Esses papéis e energias podem ser mutáveis e se confundirem ao longo do tempo, pois somos duais, temos internalizadas todas as energias, assumimos todos os papéis dependendo das necessidades.

Não são usados simultaneamente os gêneros masculino e feminino (por exemplo: esposo/a, ele/a) e isso não ocorre por discriminação a nenhum deles; o uso ora de um, ora de outro é necessário por uma questão de posicionamento de funções dentro de um relacionamento conjugal, pois a escrita ficaria inviável se colocada de forma a se ajustar a todas as configurações possíveis de casais em um único texto.

Falando em texto, ele tem o intuito de auxiliar na identificação de crises, pois, muitas vezes, não percebemos que não estamos felizes na maneira como estamos nos relacionando e isso é um perigo – é quando nos afastamos do parceiro ou criamos barreiras, muitas vezes despercebidas, que quase sempre se tornam intransponíveis.

Em outras ocasiões, mesmo percebendo problemas, não sabemos como solucioná-los e ficamos no escuro, procurando uma inspiração para isso.

Como em todo relacionamento, não depende apenas de um salvar a relação. E mesmo quando você consegue "achar onde fica o GPS", ainda assim precisa que o outro também queira seguir o mapa com você.

Toda relação é feita de 50% de cada um, ninguém erra ou acerta sozinho; mas, na maioria das vezes, o mais comum é dizer que a culpa é do outro. Fácil, não? E qual é a sua participação na vida morna que você leva? Era esse seu sonho?

Se está lendo isto é porque provavelmente você ainda tem sentimentos e energia e quer fazer algo para mudar o que está acontecendo. Então aproveite! Aqui está uma boa chance de você achar a luz que tanto procura.

Vai dar trabalho? Vai. Porém, se não encarar seus problemas e não tentar entender o que acontece, você vai ficar gastando energia sem resultados ou vai achar que é melhor terminar a relação. Mas cuidado, não será fácil, como também não será tranquila a sua vida se ficar repetindo os mesmos erros em outras relações.

PROJEÇÕES

As pessoas sempre acham que conhecem os outros, principalmente os cônjuges, que sabem como eles pensam, o que sentem, como veem a vida e assim por diante.

Vou lhe dizer uma coisa chata: na realidade, tudo isso é uma grande fantasia. Você pode até conhecer, depois de algum tempo, um comportamento corriqueiro dessa pessoa, mas é impossível saber quem ela realmente é, pois muito provavelmente, nem ela se conhece.

Ninguém define o outro. Às vezes, definir a nós mesmos é difícil, tanto que há legiões de pessoas buscando o autoconhecimento. Imagine, então, você achar que tem a fórmula do outro.

O grande psicanalista Jacques Lacan diz "O outro não existe", porque o que vemos do outro é uma projeção de nós mesmos – enxergamos através dos nossos parâmetros e, então, projetamos um ser a partir disso.

O que encontramos no outro nada mais é do que o nosso reflexo externado e reconhecido. Como diz o ditado: "Semelhante atrai semelhante". Olhamos com um olhar marcado por nós mesmos.

A projeção é um atributo inconsciente da nossa psique e fazemos isso tanto para o bem como para o mal. Quando vemos qualidades no outro, na verdade as reconhecemos em nós. Como assim?

Digamos que você queira ser um palestrante, ter a habilidade de falar para um público grande. Você se espelha em alguém que é ótimo, seguro e sem nada de timidez. De novo você está projetando. Não é porque ele faz tudo isso que não tem seus medos. Nesse caso, a admiração pelas qualidades desse alguém nada mais é do que um atributo que você também tem, mas ainda não desenvolveu. E isso vale também para os defeitos percebidos.

Na realidade, estamos falando do narcisismo. Buscamos a nós mesmos refletidos nas pessoas que encontramos pela vida, muitas vezes até na aparência. Você já viu uma foto da Gisele Bündchen com o ex-marido, Tom Brady? Parecem irmãos, de tão semelhantes que são os rostos.

Dica: quer se conhecer? Observe as pessoas que te chamam a atenção, note as qualidades e também os defeitos. Tudo o que percebemos no outro é o que encontramos em nós mesmos. Pode até não estar desenvolvido, mas está lá. Há uma frase atribuída a Freud que diz: "Quando Pedro me fala sobre Paulo, sei muito mais de Pedro que de Paulo".

E num relacionamento, qual é a solução para compreender o parceiro? É o diálogo, é perguntar, é ter a famosa DR, não só para brigar, mas para fazer um *check-up* da relação. É perguntar o que ele acha da vida, como se sente, não tentar adivinhar – pare de projetar. A maioria dos relacionamentos acaba pelas projeções erradas que fazemos.

Recebi um meme nesse sentido, mostrando o momento de um casal.

Ela contando para uma amiga: "Ontem fui até a casa dele, terminei tudo e fui embora. Na verdade, eu queria que ele tivesse me pedido para ficar, que não tivesse me deixado ir". Do outro lado, ele com um amigo: "Nossa, ontem ela foi até em casa e terminou tudo. Eu pensei em pedir para ela ficar, mas ela parecia tão confiante da decisão que não falei nada".

Por mais bobo que possa parecer, fale o que sente e, se tiver dúvida, pergunte ao outro o que se passa com ele; com relação a sentimento não existe nada implícito.

Não espere o copo entornar.

COMPRAR AS CADEIRAS

Assisti a um filme chamado *Fenômeno*, em que um cara se apaixonava por uma mulher que fazia móveis e, de vez em quando, comprava algumas cadeiras dela, e olha que ele nem precisava de tantas. Num determinado momento do filme, outro cara, que tinha levado um fora da namorada, estava reclamando dela num bar e o primeiro personagem disse: "Ela foi embora porque você não comprou as cadeiras dela...".

O que diz essa metáfora? Ela se refere à inexistência da escuta e do cuidado com o outro.

Na maioria das vezes, somente olhamos para nosso umbigo, nossas necessidades, sem nos preocuparmos com as necessidades daquele que está ao nosso lado. Parece algo implícito em algum contrato psíquico no qual o outro tem que cuidar de você e fazer todas as suas vontades, independentemente da retribuição.

"Peraí!". Quantos anos você tem? Você está numa relação adulta ou ainda está no jardim da infância?

Se você pensa de forma infantil, talvez você não esteja preparado para um relacionamento adulto.

O engraçado é que na conquista somos todos ouvidos, flertamos muito, fazemos de tudo para ter aquela pessoa e depois, muitas vezes, não lhe damos tanta atenção. Talvez a maior fantasia seja a de que o outro vai nos esperar para sempre. Pode até demorar, mas um dia a espera acaba de alguma forma, seja na ausência, seja no desprezo.

As pessoas entram num relacionamento e acham que não terão responsabilidades, que não precisarão compartilhar tarefas domésticas ou ouvir e prestar atenção em quem está do lado, acham que são prêmios que o outro deve louvar por ter o direito de estar perto.

Você não está mais morando com sua mãe ou com seu pai. Uma relação adulta não é uma via de mão única, cada um faz uma parte em prol do casal e do que se propuseram a construir. Toda relação na qual há um desequilíbrio entre o dar e o receber está fadada a acabar.

Cuidado para não cair do cavalo!

Talvez você tenha visto um exemplo ruim de relacionamento na casa da sua família de origem, mas você vai precisar repensar a respeito se quiser manter uma relação feliz.

Existe a metáfora do copo cheio, em que a pessoa vai suportando tudo até não aguentar mais e o conteúdo do copo entornar.

Você sabe como evitar que ele entorne? Isso mesmo! Fique atento, participe, esteja ao lado em tudo e, principalmente, pergunte se está tudo bem, se falta algo. E não só uma vez, tem que ser sempre.

E o outro também deve fazer o mesmo, falando se algo não estiver bem, pois quem não fala nada e deixa o copo encher é cúmplice, por não dar ao parceiro a chance de fazer algo para melhorar.

Toda relação é de responsabilidade mútua, não tem essa de que só um erra. Quando não apontamos o problema, na realidade estamos ajudando a sabotar a relação, entrando num estado de vitimismo.

Há uma passagem no filme *Homem Aranha 3*, em que Peter Parker conta para sua tia que vai pedir a namorada Mary Jane em casamento. Então, para surpresa dele, ela pergunta: "Peter, você está pronto, a partir de agora, para colocar toda a sua energia em fazê-la feliz?". E ele diz: "Com certeza sim".

Resumindo, faça seu parceiro feliz e ele, se estiver atento, vai retribuir.

Ou seja, compre as cadeiras.

NÃO SE ESQUEÇA DE NAMORAR

Certa vez, uma grande amiga, que já namorava há algum tempo, chegou de manhã radiante no trabalho, tinha um sorriso que chamou a atenção de todos. Nem bem disse "Bom dia!" e já foi mostrando a mão direita com uma aliança no dedo, dizendo que o namorado a tinha pedido em casamento. Fiquei muito feliz por ela e comecei a fazer perguntas sobre como tinha sido o pedido, quando seria o grande evento.

Ela já tinha tudo calculado. Iria se casar dentro de um ano e já sabia o que faria mês a mês. No primeiro, reservaria a igreja; no outro, contrataria *buffet* e fotógrafo, e assim por diante.

Escutei tudo atentamente e, então, me veio a ideia de dizer: "Que ótimo tudo isso, mas não se esqueça de namorar". Ela fez um olhar de estranhamento. Falei que a partir daquele momento eles precisariam dedicar muito tempo ao casamento, iriam se desgastar e ficar sobrecarregados com todos os detalhes para o grande evento, mas se não tirassem um tempo para namorar, a probabilidade de chegarem perto do dia e esquecerem o porquê de estarem fazendo tudo aquilo seria grande. Bom, no final tudo deu certo e eles tiveram um casamento muito bonito.

Preparar um casamento é muito estressante. Também tem o cansaço que é correr atrás de tudo. Outro detalhe importante, que não deve acontecer, é um dos cônjuges decidir tudo e fazer só o que quer para o evento, sem deixar o parceiro participar das decisões.

Por isso, sempre pare, reflita e se pergunte por que estão tendo todo esse trabalho. E não se esqueça de que é uma parceria, comece a aprender a dividir.

Sei o que você está pensando: "Isso é só para os preparativos do casamento?". Claro que não. Isso é só o começo. Em qualquer tipo de relação, a atenção e o cuidado de uma parceria são para sempre, a não ser que você não acredite em finais felizes.

E não se esqueça: namorar é imprescindível!

ADMIRAÇÃO

Esse é um tema que deve ser tratado com muito cuidado, pois estar em um relacionamento sem admiração é um tanto complicado. É preciso ter uma noção clara do que admiramos no outro: seus padrões morais, sua lealdade, sua força emocional, seu companheirismo, sua resiliência e assim por diante.

Não adianta entrar em um relacionamento pela beleza externa ou física, ou, muitas vezes, até pela condição financeira do parceiro. Deve haver algo a mais, senão nos envolveremos por aspectos superficiais e, com o tempo, ficará insuportável manter a relação.

Ficar em uma relação por comodismo não traz felicidade a ninguém, pode haver uma insatisfação com essa escolha e, por causa disso, muitos ainda começam a atacar o parceiro, estão sempre insatisfeitos.

A pessoa começa a tratar mal, reclama de tudo que o parceiro faz ou deixa de fazer, fala mal dele para os amigos, para a família, como se a culpa fosse somente dele ou dela. Além disso, frequentemente se diz sobrecarregada, diz que o outro não faz nada correto. Tudo para não ver que quem errou foi ela própria ao escolher alguém que não tinha as qualidades que ela tanto queria.

O outro não tem culpa da sua insatisfação. Antes de ficarem juntos você sinalizou que estava tudo bem, você enganou e se enganou, mesmo sendo inconscientemente. Agora, como muitos fazem, joga a culpa para o outro, deixando de assumir sua falha.

Temos que escolher bem e valorizar quem está do nosso lado. O famoso reforço positivo é importantíssimo, é focar no que é bom e não ficar mostrando os defeitos o tempo todo.

Se você quer ter alguém forte emocionalmente do seu lado, precisa alimentar a autoestima dele ou dela. O mundo já é muito cruel, não precisamos ser dentro de casa, com a pessoa com quem dormimos.

É a mesma coisa que acontece com os filhos. A maioria dos pais só reclama das coisas erradas que os filhos fazem, mas nunca elogiam o que eles fazem de bom. Muitos, quando a criança tira uma nota boa na escola, dizem que ela não fez nada mais do que a obrigação. Imagine a autoestima que esse ser humano vai levar para a vida! E aí vamos repetindo isso, geração atrás de geração. Nossa visão projetiva não consegue ver no outro o que não conseguimos ver em nós mesmos. De modo geral, nossos cuidadores não tinham uma autoestima suficientemente boa para se olharem de forma positiva.

Faça diferente! Elogiar é uma das coisas mais difíceis do ser humano. Somos ótimos para reclamar de tudo e de todos, mas podemos mudar isso. Se você quer alguém forte ao seu lado para poder se apoiar quando precisar, exercite o elogio sincero.

COMPLEXO DE ÉDIPO

O Complexo de Édipo é um dos principais pilares da teoria psicanalítica criada por Sigmund Freud. Ele se baseia numa passagem da mitologia grega, na qual o rei de Tebas, Laio, tinha uma esposa, Jocasta. Em determinado momento, o rei decide ir a um oráculo, que lhe diz que seu filho o levaria à morte quando crescesse e que se casaria com sua esposa.

Laio leva o filho a um lugar distante para morrer, mas um camponês encontra a criança, decide ajudá-la e lhe dá o nome de Édipo, que acaba sendo criado pelo rei de Corinto.

Passam-se os anos e, um belo dia, Laio vai fazer uma viagem pelo seu reino. No caminho se depara com Édipo. Eles discutem e Édipo mata o rei, sem saber que era seu pai.

Em seguida, Édipo chega ao reino de Tebas, onde havia uma maldição sobre o lugar. Para livrar a cidade, o candidato que conseguisse decifrar um enigma seria coroado rei. Édipo consegue solucioná-lo, torna-se rei e se casa com a rainha, sem saber que ela é a sua verdadeira mãe.

Depois de muitos anos e alguns filhos, Édipo vai ao mesmo oráculo, que lhe conta quem ele realmente era. Ele se martiriza tanto pela culpa de ter matado o pai e de ter se casado com sua mãe que fura os próprios olhos, fica cego e vai embora do reino.

Freud usou essa narrativa para ajudar a entender o desenvolvimento psicossexual da criança. Por meio dela, ele mostra como funciona a dinâmica da tríade entre o casal e um filho.

A criança, em geral, terá o desejo libidinal (não sexual) pelo sexo oposto. O menino quer a mãe, mas a mãe pertence ao pai, ele não consegue tê-la por completo. E como o pai é muito mais forte, o menino tem medo da castração, e para não ir contra ele, fica próximo ao pai e copia seus modos, na esperança de conquistar a mãe. A menina, por sua vez, quer o pai, mas ele não pode ser seu, pois a mãe o tem. Então ela se aproxima da mãe para também imitá-la e chamar a atenção do pai. Isso tudo é um modo inconsciente de saciar o determinismo da psique.

Quando crescemos, nosso foco continua inconsciente e vai buscar as mesmas referências do nosso desejo original. O homem irá atrás de uma mulher com características da mãe, e a mulher, por sua vez, irá atrás de um homem parecido com o pai. É claro que esse foco apresenta variações dependendo da energia psíquica adquirida na infância, como é o caso da homossexualidade. Ou seja, vamos atrás de perpetuar a maneira de nos relacionarmos e, finalmente, de satisfazermos nosso desejo primal.

Isso é ruim? Depende. Se você não gostou do que viu quando criança, tome cuidado, senão vai repetir o mesmo que seus pais na questão de vida conjugal. Caso contrário, se isso foi benéfico e saudável, por que não?

É por essas e outras que filhos de pais com comportamentos ruins com frequência ficam com pessoas com os mesmos problemas, às vezes até de agressões e vícios.

A infância é o alicerce da vida adulta e não importa se foi construída de forma satisfatoriamente boa ou não, terá uma influência determinante para o resto da sua existência. Tudo o que vemos em nossos pais, o que fazem e como agem, influencia nossa maneira de viver, para o bem ou para o mal.

A criança não tem discernimento maduro e se espelha nos pais; ela acredita em tudo o que vê e ouve. É como o ditado, quase sempre verdadeiro: "Filho de peixe, peixinho é". Para ela, a maneira como os pais se relacionam é o modelo do que é o certo e, ao crescer, se estiver numa relação ruim, ela vai achar que é assim mesmo. Além de procurar algo muito parecido, quando encontrar vai ficar, pois acredita que a vida é dessa maneira e terá medo de tentar algo melhor porque não sabe que há alternativas.

Por isso o autoconhecimento nos propicia escolhas. A partir dele conseguimos refletir sobre nossas origens e, daí, escolher se queremos seguir o modelo da infância ou buscar novos caminhos.

AS PESSOAS MAIS IMPORTANTES

Por que as pessoas mais importantes da nossa vida são as primeiras a serem menosprezadas por nós? Por que com qualquer desconhecido da rua geralmente temos mais paciência e até o valorizamos mais? Como podemos não dar a mesma importância para as pessoas mais próximas, que convivem conosco na mesma casa e até na mesma cama?

O ser humano tem um sistema de preservação no qual ele se adapta às situações para poder ter vantagens. Chamamos isso de ganho secundário, que significa fazer ou aguentar determinadas situações por uma vantagem.

É assim que aguentamos um trabalho chato, estressante e que, às vezes, não tem nada a ver com o que gostaríamos realmente de fazer, porque queremos receber o salário no final do mês.

O ser humano é muito individualista, só pensa no seu bem-estar. Muitas vezes, quando deseja alcançar conveniências e/ou bens materiais, acaba relegando entes queridos a segundo ou terceiro plano de importância.

É aí que mora o perigo. Você pode perder pessoas fundamentais pelo caminho – por não estar presente, por não dar a real importância a quem está ao seu lado por amor ou amizade.

As pessoas se sentem donas da razão, acham que o outro não tem tanto valor e até que ele atrapalha, que só lhes dá aborrecimentos e despesas, e se veem no direito de destratá-lo, de menosprezá-lo.

Os individualistas avaliam aqueles que os cercam pelo que podem trazer de benefícios para eles. Normalmente não estão no presente, quase sempre se encontram remoendo o passado ou vislumbrando o futuro. E quem está ao seu lado, se não servir para ajudá-los a se darem bem no futuro, perde a prioridade, então não precisa ser escutado ou receber atenção.

É lógico que possuir bens materiais é importante para ter segurança financeira, mas não adianta chegar ao final da vida cheio da grana e sem alguém com quem desfrutar dela, sem um companheiro para dividir os dias ou sendo um completo desconhecido para os filhos.

Na realidade, é necessário definir o que realmente importa. Se você ler biografias de grandes magnatas, perceberá que quando perguntados sobre do que se arrependiam ou o que fariam de forma diferente se pudessem voltar no tempo, a maioria responde que se doaria mais à família, que passaria mais momentos com ela à sua volta. E tempo é uma das coisas que nunca temos de sobra e não conseguimos comprar, mesmo com todo dinheiro do mundo.

Existem oportunidades de aproveitar a vida que, se deixarmos passar, não conseguiremos recuperar. Podemos até sonhar com um carro especial para poder viajar no tempo, como no filme *De volta para o futuro*, mas enquanto a ficção não vira realidade, é melhor você prestar atenção no seu hoje para não se arrepender no futuro, percebendo que deixou pessoas importantes se ausentarem da sua vida.

Mesmo com muito dinheiro há vazios que não podem ser preenchidos com uma transferência bancária.

BEIJO NA BOCA

Pergunta boba e até óbvia que faço para um casal em crise: "Vocês se beijam na boca todos os dias? Não uma 'bitoca', mas aquele de língua, demorado, sem pressa, sem distrações?".

Parece uma coisa tão corriqueira e normal, porém não é assim. De modo geral, as pessoas ou não se beijam ou, se sim, é uma coisa rápida e protocolar. Ou, muitas vezes, há o beijo na boca somente na hora do sexo e olhe lá, talvez até como uma preliminar obrigatória.

Há vários estímulos ao se beijar um parceiro, várias sensações e reações biológicas ocorrem, desde estímulos musculares até a produção de várias substâncias corporais, como a nossa querida dopamina, ou seja, o hormônio do prazer.

O beijo cria e fortalece o envolvimento emocional. Para ele acontecer deve haver uma aproximação de corpos e isso estimula a intimidade do casal. Ele é uma das maiores representações de carinho e afeto de um pelo outro.

O beijo é o começo de tudo entre um casal, é ele que dá a confiança aos parceiros de que um quer o outro, de que o que cada um imaginava não era um devaneio a céu aberto.

Então por que as pessoas, com o passar do tempo, esquecem-se dele? Se ele causa tantos estímulos bons, até nosso coração tem os batimentos acelerados quando beijamos, por que não nos damos esse prazer todos os dias?

Às vezes, as pessoas reclamam que estão sozinhas, que estão loucas para terem um relacionamento. Muitas, no entanto, quando conseguem o que queriam, acham que o mais importante é a conquista e que, para alcançá-la, valem todos os esforços. Isso é uma grande fantasia. A manutenção do relacionamento ou a conquista diária é muito mais complexa e importante.

Manter a chama acesa requer esforços e cuidados nos mínimos detalhes, nada é garantido. Por isso é preciso ficar atento e se dedicar à sua escolha para não perder alguém especial por falta de cuidado.

Lógico, não é só com o beijo que você conseguirá manter uma relação, mas ele é um bom começo e é primordial num relacionamento íntimo.

Então, a partir de agora, se já não o faz, não deixe para amanhã. Antes de sair para trabalhar e antes de dormir, gaste um tempo de qualidade, pegando seu parceiro no colo e lhe dando um grande e demorado beijo.

Você pode achar brega ou clichê, mas tente. Com certeza terá muito a ganhar!

AS FAMÍLIAS DE CADA UM

Dizem que quando você se casa, a família está no pacote. Sim, em termos.

É necessário que você tenha, no mínimo, um pouco de empatia pelos parentes do seu cônjuge, senão sua vida ficará bem difícil. E não adianta você querer que seu parceiro deixe de conviver com a família dele. Isso é injusto e egoísta.

Não se meta nos assuntos da família do outro. Você gostaria que seu companheiro se metesse nos seus problemas com a sua? Então não faça com o outro aquilo que não quer para você. Mas isso não quer dizer que a família anterior deva ser ignorada ou esquecida.

O que você pode e deve querer é que seu parceiro veja a nova formação familiar como prioridade de necessidades e de afetos. Para isso, mostre a ele que a relação de vocês vale a pena, mostre que ele fez a escolha certa.

Existem pessoas que deixam os problemas da família de origem interferirem na vida da família atual. Algumas nunca saem, psiquicamente falando, da casa dos pais. Elas podem morar em outro lugar, mas vivem como se ainda estivessem sob os olhares e as leis que imperavam quando crianças e, com isso, deixam o cônjuge em segundo plano. Ele não se sente valorizado e tem a impressão de não ter a importância merecida. Nesse caso, qual o papel dele na ordem do dia?

Perceba o que está fazendo e reavalie sua situação, pois se é mais importante a família de origem, talvez você não devesse ter saído da casa dos pais.

Outra situação é quando a vida do casal é só briga, falta de paciência, incompreensão e, assim, vem sempre atrelada a uma separação implícita no ar, ou pior, quando isso é verbalizado como uma forma de ameaça.

Não adianta estar em um relacionamento e deixar sempre um pé do lado de fora, uma saída de emergência, pois isso provoca insegurança no cônjuge e faz com que ele se apegue ainda mais à família de origem. Para ajudá-lo a fincar o pé na nova estrutura, ele precisa de segurança de que quem estiver ao lado dele, estará lá para o que der e vier. Então mostre ao seu cônjuge que entrou para valer nessa viagem.

Assuma essa relação, mergulhe fundo, pare de olhar para trás e priorize a relação que formou. Se não se conscientizar disso, colocará tudo a perder. Ninguém ficará esperando indefinidamente você decidir dar valor ao que tem.

Você é responsável pela sua felicidade. Você escolheu seu parceiro porque viu nele o potencial para terem uma vida feliz a dois. Então faça a sua parte, entenda, aceite, feche a rota de fuga, entre, tranque a porta e jogue a chave fora. Dê uma chance à felicidade.

ROTINAS

Todos nós temos nossas rotinas. Alguns as chamam de rituais ou, de modo mais severo, de TOC – o lado que dormimos na cama, a forma como tomamos banho, como nos vestimos, como arrumamos o café da manhã e assim por diante. Porém, quando estamos em um relacionamento, elas podem ser uma grande armadilha.

Dia a dia fazemos mecanicamente nossas tarefas e, como já estão no automático, não precisamos pensar muito nos detalhes. Aí mora o perigo, se nesses detalhes estiver outro ser humano – o cônjuge, os filhos e outros.

Fazemos tudo igual, muitas vezes sem interagir com o outro, de maneira rotineira. Dificilmente estamos no presente, ficamos pensando no que aconteceu no jogo do dia anterior ou que precisamos chegar mais cedo para entregar algo importante no trabalho. Com isso, quem está ao nosso lado fica à deriva.

E quando vamos nos deitar para dormir – no mesmo horário, da mesma maneira de todos os dias, porque no outro dia tudo começa de novo –, viramos de lado e, às vezes, nem "Boa noite!" falamos para o companheiro.

Os filhos querem brincar, matar a saudade, e estamos mais preocupados com o jornal na televisão ou com o celular, e ainda reclamamos que as crianças ficam querendo atenção e que só nos atormentam.

E assim passam-se os dias, os anos, a vida...

É necessário prestar atenção, olhar em volta, dar importância aos detalhes. Em um relacionamento temos que valorizar cada momento. Esqueça a televisão, o game, o bendito celular.

Quando fazemos sempre a mesma coisa, damos ao outro a oportunidade de achar que não nos importamos, que tanto faz ele estar ali ou não. Como você se sentiria? Será que menosprezado é a palavra?

Um relacionamento deve ser alimentado com variações, senão fica monótono, como qualquer coisa na vida. Não pode ter preguiça, precisa ter surpresa, criatividade, vontade de experimentar o novo.

Imagine você diante da sua comida favorita. Que beleza, não? Mas imagine você comendo todos os dias esse mesmo prato, sem nenhuma variação de tempero ou textura. Quem aguentaria?

Numa relação é a mesma coisa. Seja criativo, seja esperto, dê valor ao que tem ou alguém dará por você. Saia do comum, a vida é mais do que isso.

Pare para pensar no que realmente importa: por que você trabalha, por que corre tanto? Qual a sua recompensa? Que tal aproveitar seu tempo livre focando nas pessoas e nas coisas importantes? Ou prefere assistir, dia após dia, como os outros desfrutam a vida? Deixe de ser um espectador e comece a ser o autor, o diretor e o ator do seu destino.

Aquele campeonato de futebol estará lá no próximo ano, as notícias do jornal serão as mesmas amanhã, com outros personagens. Não se pode dizer isso quanto às pessoas com quem convivemos.

Acredito que ficar na rotina não seja só preguiça, mas falta de costume de olhar para si mesmo e se perguntar se aquilo que estamos fazendo nos proporciona prazer, se nos satisfaz.

Por que não ir para o novo? Fazer diferente é bom e não deveria dar medo se for para experimentar novas sensações.

Não restrinja seu mundo ao controle da TV. A vida é muito mais bela quando apertamos o "off".

DANÇA DE SALÃO

Uma das melhores terapias de casal é a prática da dança de salão, pois casais desconectados precisam fazer algo juntos para conseguirem se conectar novamente, de preferência algo divertido. É aí que entra a dança de salão: o casal estará junto e precisará interagir e cooperar entre si.

Essa prática traz muitos *insights* se você estiver atento. Uma dança a dois revela muito de cada um ao outro, ela necessariamente parte do pressuposto de que um vai conduzir e o outro vai se deixar ser conduzido. E isso ajuda também na definição de papéis que tanto fazem falta nas relações. Não que seja uma coisa estática, ou seja, só um conduzir, mas respeitar o papel que cada um se propôs a fazer é uma prova de confiança que você pode dar ao seu parceiro.

A dança pode mostrar muitos atalhos. Quando uma mulher é conduzida, ela vai perceber como o homem a protege, pois ele tem que ter cuidado para não bater em outros casais ou ir de encontro a uma parede. Também ela perceberá como ele a conduz, se tem segurança em suas atitudes.

Na dança de salão dizem que há um percentual perto de 30% a mais de dificuldade para o homem aprender, pois é ele quem conduzirá a mulher. Ele tem que prestar atenção no espaço do salão, é ele quem vai escolher os passos da dança, vai dar ritmo ao casal na música.

A mulher, por outro lado, vai aprender a confiar no parceiro e a se deixar levar por ele. Muitas vezes isso não é fácil para alguém que tem dificuldade em deixar o controle na mão do outro, pois aprendeu que tem que dar conta de tudo sozinha.

Se você escolheu estar em uma relação, você necessariamente deve partilhar tudo. Se for para controlar algo, melhor ficar sozinho. Na realidade, podemos usar a metáfora da brincadeira da gangorra, na qual, se você não brinca, não se diverte sozinho. Ninguém fica o tempo inteiro no alto, nem no baixo, há uma troca de posições contínua para não ficarem sobrecarregados e, assim, ficar leve para os dois.

A dança de salão é uma meditação para o casal, pois, ao dançar, você se esquece de tudo e se concentra em seu parceiro para que tudo dê certo. E esse prestar atenção na direção para a qual o parceiro quer ir e se outro quer ir também é muito importante. Estar atento ao que ambos querem geralmente é esquecido, não valorizado, mas isso não é bom para ninguém.

Fique atento ao seu parceiro e à movimentação dele para você poder acompanhá-lo e ajudá-lo na melhor direção para vocês dois.

PROVAS DE AMOR

São as ações exigidas do parceiro continuamente para que o outro tenha certeza do sentimento por ele. É um narcisismo que quer ser alimentado o tempo todo; quando não acontece, começam os problemas.

No entanto, por mais que o parceiro se supere para produzir essas provas, elas nunca serão suficientes, pois a pessoa que as exige nunca estará satisfeita consigo mesma. Ela põe a culpa no outro, é ele quem deve suprir a sua baixa autoestima.

Claro que ninguém vai conseguir suprir a carência do outro completamente, então as brigas nunca param, pois a insatisfação é imensa. Isso é demonstrado com ciúmes e desconfianças infindáveis. Muitas vezes, o casal não consegue passar um dia sem uma discussão, sempre um atacando o outro por algum incômodo.

Na realidade, a pessoa que sente muito ciúme não gosta tanto do parceiro. Ela está sempre reclamando da maneira como ele se comporta, quer mudá-lo, adestrá-lo à sua conveniência. E se ela quer mudá-lo, é porque acha que da forma como o conheceu, ele não serve. Então surgem as perguntas: por que estar com esse parceiro? Não conseguiu alguém melhor e por isso está tentando transformá-lo em outro?

E por que alguém se sujeita a viver assim, com uma pessoa que reclama de tudo, que sente ciúme da própria sombra, que desconfia o tempo todo? Provavelmente porque tem uma autoestima baixíssima e se sente valorizado quando o outro briga por ciúme, pois sente que alguém o quer.

E ele até costuma alimentar essa situação, pois gosta disso. Ele reclama com a pessoa, com amigos e parentes, fazendo-se de vítima, mas no fundo ele quer esse atrito, pois lhe dá a sensação de que alguém se importa, de que alguém o ama.

É uma neurose dupla, os dois entram numa armadilha que desgasta muito tanto o casal quanto quem convive com eles. Os dois nunca estão satisfeitos, nunca estão tranquilos, qualquer coisa pode desencadear uma tormenta. O tempo todo ficam ligados para não cometerem nenhum ato falho, a perda de energia é imensa.

Esse é o tipo de relação com que você sonhou? Estar em uma parceria sem confiança ou que não o satisfaz vale a pena? Será que você não tenta achar pelo em ovo? Que exemplo de relacionamento você tem para achar que um, com brigas intermináveis, é normal?

É preciso rever suas convicções sobre o que significa a vida a dois e perceber que o que está ocorrendo talvez seja uma repetição daquilo que viu na infância entre os pais.

Procure alguém que você não queira mudar, que tenha as qualidades ideais que quer num companheiro. Mas preste atenção, pois essa pessoa já pode estar ao seu lado e você não percebeu. Afinal de contas, quem fez a entrevista com esse parceiro foi você. Ou foi por procuração que ficaram juntos? Alguma coisa boa você viu nele. E não venha com aquela máxima de que depois que ficaram juntos o parceiro mudou. Isso é balela. Desde o início percebemos tudo no outro e aceitamos. Falar que ele mudou é uma desculpa para não reconhecermos o que não quisemos enxergar e continuarmos reclamando. Valorize o seu relacionamento e o seu parceiro, pois quando você não faz isso, você também não valoriza a si mesmo.

Há um texto de Rubem Alves chamado *Tênis x Frescobol*, que mostra dois tipos de casais, fazendo uma analogia com esses esportes. Enquanto no frescobol você precisa jogar a bola de uma maneira cuidadosa para que o parceiro, também com cuidado, consiga devolvê-la e, assim, possam brincar por mais tempo, no tênis acontece exatamente o contrário, você fica o tempo todo atacando o outro com o golpe mais potente possível para que ele não consiga alcançar a bola e você vença.

Ninguém em um relacionamento ruim ou fracassado pode se gabar de ser vencedor. Só vencemos quando conseguimos ser felizes com quem escolhemos viver, juntos, com companheirismo – essa é a real prova de amor. E, então, pode-se dizer que o jogo foi bem jogado, divertido e que valeu a pena.

O QUE É TRAIÇÃO?

Boa pergunta. O que seria isso? Alguém ficar com outra pessoa estando em um relacionamento?

Existem vários tipos de traição: nos negócios, nas disputas de poder, entre outros. Mas aqui vamos falar de traição conjugal, aquela que afeta o coração, a estima, a segurança emocional.

Na realidade, a traição emocional é fazer algo fora do combinado dentro da relação. E o que seria esse combinado? É aquele em que fica implícito, ou mesmo falado, que não haverá uma ação que não gostaríamos que o outro fizesse conosco; por exemplo, dividir corpo e/ou sentimento fora da relação conjugal, ou seja, quando se coloca um terceiro componente na equação. Nesse caso, deixa-se de ser único para alguém e, na maioria das vezes, sem que o outro saiba do que acontece.

É aí que começa um ciclo de mentiras e subterfúgios para se manter a traição, que se refugia em um monte de desculpas, como necessidade de se ter aventuras, de fugir da rotina, variar, polinizar (a ideia machista do homem de espalhar sua semente), entre outras.

Se você entrou nessa, está faltando maturidade. Na verdade, isso é uma fuga para não encarar seu relacionamento. Não que os sentimentos não possam mudar a partir do momento em que se está com alguém. Porém, no lugar de falar o que sente e resolver a situação, que pode ser até uma separação, você prefere fugir da responsabilidade e sair com outra pessoa.

E se fosse o contrário? Como você se sentiria? A sua autoestima ficaria abalada?

Ninguém é obrigado a ficar num relacionamento em que se é infeliz, mas não é por isso que enganar o parceiro seja uma desculpa.

É claro que as tentações da vida aparecem. Contudo, quando se escolhe alguém é importante preservar a dignidade dessa pessoa e se preservar também. Há sempre uma escolha, mas para isso você precisa ser adulto o suficiente para fazê-la e sem machucar ninguém.

Outro tipo de traição é a que está relacionada com o que oferecemos na hora da conquista. Somos corteses, alegres, escutamos com cuidado o que o outro diz, e depois da conquista mudamos, deixamos cair nossa máscara e nos mostramos como realmente somos. Isso é uma traição também, tão ruim quanto se estar com uma terceira pessoa. Além de trair, muitas vezes se comete um abuso psíquico, como colocar sempre a culpa no outro para desculpar as próprias frustrações e a imaturidade.

O problema é que podemos ficar reféns de uma situação assim, pois as pessoas têm sentimentos, expectativas e querem que tudo volte ao normal, como era no início. E pior, os que sofrem o abuso acabam acreditando que são os culpados por a relação chegar a esse ponto.

E assim passam-se anos e quem sabe até uma vida de sofrimento, sempre esperando que a relação melhore, que o outro reconheça toda a dedicação e todo o amor que temos para dar.

O traidor se aproveita da carência do parceiro para manipulá-lo, numa espécie de perversão que chega a ser doentia.

Aprenda com a vida, senão você até terá várias aventuras, mas qualidade e crescimento emocional serão mínimos e, muito provavelmente, você não deixará saudades em ninguém.

Lembre-se: o importante na vida não é o número de relacionamentos que tivemos e, sim, a quantidade de momentos em que fizemos alguém feliz.

E por último, aquela traição silenciosa, que é quando um dos parceiros tenta mudar o outro. Como assim? Você não escolheu aquela pessoa? Por que quer mudá-la? Se ela não era quem você queria, por que ficou com ela? E isso acontece bastante! A partir do momento em que a pessoa se acha "na posse" do outro, tenta modificar os hábitos, as falas, os amigos dele. Muitas vezes não quer que o outro brilhe mais do que ele e até tenta atrapalhar o crescimento profissional do parceiro.

Essa forma de traição é sorrateira e a pessoa vai minando a autoestima do outro para se ter controle. Para que usar energia para mudar alguém? Na realidade, a grande insatisfação não é com o outro, é consigo mesmo.

Vida a dois é aceitação do outro. É lógico que existe a necessidade de ajustes, mas se você acha que precisa mudar tudo, provavelmente está na relação errada ou talvez quem tenha que mudar seja você.

SÍNDROME DO NINHO VAZIO

Este é um termo para pais que sentem falta dos filhos quando eles começam a ser independentes e passam a sair sozinhos ou quando se mudam de casa. Lógico que a saudade de um filho é compreensível, mas muitos casais, a partir do nascimento, focam sua vida única e exclusivamente em direção àquele novo ser e sofrem muito quando se separam dele.

Uma criança necessita de muito cuidado, sem dúvida, então muitos pais se voltam totalmente a ela. O que acontece com vários casais e, mais frequentemente, com as mulheres, é que eles assumem o papel exclusivo de pai e mãe e se esquecem da relação homem/mulher. Mesmo quando a criança está mais crescida e independente, os pais vivem somente em função dela, o parceiro se torna apenas um ajudante nos cuidados ou um provedor.

Na medida do possível, o casal precisa ter seu espaço, seu diálogo, que não seja só falar da criança. Muitos casais não fazem nenhum programa em que ela não esteja incluída, e quando por ventura o fazem, sentem-se desajustados.

É necessário deixar a criança com os avós, tios ou babás de vez em quando para que o casal tenha um tempo para se curtir. É claro que ela vai reclamar, chorar, pois quer os pais por perto o tempo todo. Mas isso é até saudável, mostra a ela que pode ficar sem os pais por um período e tudo bem, porque eles voltam. Isso ajuda a criar o sentimento de segurança de que ela consegue ficar sem eles e a prepara para vida, visto que não terá os pais cuidando dela para sempre e por isso precisará se virar.

Um bebê suga tudo dos pais e, se eles não tomarem cuidado, não terão tempo para mais nada. Muitos, quando estão longe, ainda se sentem culpados.

Também é comum vermos casais que estão em um relacionamento que não vai bem usarem a criança como desculpa para se afastarem um do outro. Alguns até mudam de quarto e dormem com os filhos. Isso é terrível, tanto para o parceiro quanto para a criança, que não cria um sentimento de autonomia nem para dormir, fica dependente de alguém com ela o tempo todo.

Um bebê pode afastar o casal que não preserva o seu espaço nem sua intimidade, que só conversa sobre assuntos relacionados à criança. O grande problema disso é que na adolescência o filho vai querer seu próprio espaço, vai preferir os amigos e namorados do que estar com os pais, o que é natural. Ele precisa seguir sua vida independente do pai e da mãe. Então incentivar isso o ajuda a enfrentar o mundo.

Quando isso começa a acontecer, os pais, que só se dedicaram à criança e deixaram a relação homem/mulher de lado, sentem um enorme vazio por dentro, acham-se inúteis e pensam que sem o filho perderam o sentido da vida, pois se esqueceram deles próprios, não têm mais a intimidade com o parceiro.

O casal precisa ser autossuficiente, ou seja, os dois devem se bastar e conseguirem curtir seus momentos sem que tenha que haver um terceiro componente na equação, sejam filhos, parentes ou amigos. O casal que não consegue fazer isso está em grandes apuros.

Muitos pais querem segurar o filho em casa por medo de ficarem sozinhos com o parceiro, fazem até chantagem emocional e acabam criando uma culpa nele e atrapalhando o seu desenvolvimento.

Não faça do seu filho uma desculpa, não se case ou esteja com alguém só por causa do filho.

O desapego é saudável. Tome cuidado: quando você não deixa um pássaro voar, suas asas atrofiam. Existe um desenho chamado *O cordão*, que começa em uma sala de parto, e na hora em que o neném nasce, a mãe não deixa o médico cortar o cordão umbilical da criança. Assim, ele vai crescendo grudado na mãe. Ele quer brincar na rua, mas ela não deixa; quando a mãe se interessa por um homem, o filho a puxa pelo cordão; em outro momento, quando ele se interessa por uma mulher, está atado à mãe e não pode viver aquela relação. O tempo vai passando até que ela, velhinha, morre e ele fica sozinho, já com idade, sem ter vivido sua vida porque a mãe não deixou.

Se o casal decidiu ter um bebê deve aproveitar isso. A criança deve ser algo para somar, não para separar, e tudo tem o seu tempo. Ela não deve ser usada para colocar uma cortina nos problemas conjugais. Aliás, se for o caso, esses problemas devem ser resolvidos para, aí sim, tomarem a decisão de tê-la. Um filho não mantém duas pessoas juntas. Pelo contrário, se elas não estiverem bem entre si, a tendência é complicar a situação, e o pior disso é que quem mais vai sofrer é justamente o filho.

FINANÇAS

Vida financeira de um casal – está aí um dos pontos que pode pôr tudo a perder se não houver um consenso entre os dois. Ela precisa ser discutida, compartilhada e, principalmente, planejada.

Compartilhar uma vida com alguém passa pela parte do dinheiro, e nisso o casal precisa estar afinado, pois não adianta um se matar de trabalhar e o outro gastar tudo. Você precisa conhecer os sonhos e as metas do parceiro, ver se batem com os seus e, se não baterem, tentar entrar em um consenso.

Como diz o ditado popular: "Quando falta dinheiro, o amor sai pela janela" ou "Não se vive só de amor". É frio, mas é a realidade; não dá para ter momentos românticos com boletos atrasados para pagar.

Gisele Bündchen tem uma frase ótima: "Sei como é difícil ganhar, então não vou jogar fora". Ou seja, não importa o quanto você ganha, mas o quanto você gasta; se não houver equilíbrio entre ganho e gasto, não adianta ter três empregos e ganhar muito bem.

Você tem que viver de acordo com o que ganha. Não adianta querer se mostrar ou fazer algo só para não ficar feio na frente da família ou de qualquer outro. Ninguém vai pagar suas contas, não compensa ficar preocupado com dinheiro e, pior de tudo, começar a brigar com o cônjuge, pois, lógico, nossa tendência é sempre culpar o outro. Faça a sua parte, controle-se e coloque limite em seus gastos.

Na realidade, o ideal, como dizem vários mentores de finanças, é você viver um degrau abaixo do que você pode. Por quê? Porque se quiser alcançar algum objetivo, você deve guardar parte do que recebe para atingi-lo. Assim, conseguirá comprar algum bem material ou ter segurança financeira no futuro.

Pare de comprar parcelado ou de fazer financiamentos. Aprenda a guardar e a não se endividar, adquira o hábito de poupar, de investir, e compre o que quer à vista.

Até na hora de comprar o grande sonho de todos, a casa própria, entrar em um financiamento não é segurança para ninguém, pois se você perder o emprego, a prestação chegará do mesmo jeito. Faça contas sempre, e com certeza o tempo para entrar em sua própria casa será muito menor guardando dinheiro. Além disso, que tal passar vários anos recebendo juros em vez de ir dormir todas as noites com uma dívida gigantesca sobre os ombros?

É importante tudo isso estar alinhado com seu parceiro. Os dois precisam ter em mente os objetivos em comum. Façam o orçamento juntos, juntem os salários e vejam em que gastam. Deve haver confiança mútua. Essa é a pessoa que deita em sua cama à noite. Como você não vai confiar nela?

Um conselho que sempre se dá é guardar uma parte dos rendimentos antes de fazer qualquer coisa. Planeje seu mês depois de tirar essa parte. É o que normalmente é chamado de "se pagar primeiro". Não deixe para guardar o que sobrar do mês.

Outro tópico importante são os negócios em família – talvez seja o maior dos pecados quando se trata de finanças –, uma coisa que você não deve fazer de maneira alguma, chego a chamar de heresia. Quero dizer: se o negócio é entre você e seu cônjuge, tomem muito cuidado, pois muitos casamentos acabam por divergências de administração; mas se quiser ir em frente, é por sua conta e risco.

Agora, quanto a fazer negócio com outro membro da família, esqueça. Por mais que o familiar seja gente boa, honesto e trabalhador, isso nunca dá resultados bons. E quando tudo der errado, você terá uma família desunida, vai ser obrigado a escolher que hora poderá ir à casa do sogro para não encontrar o parente que se transformou em um inimigo. E olha que em muitas ocasiões vão lhe implorar para aceitar o negócio porque será vantajoso ou porque o parente precisa de ajuda, mas não faça isso.

Uma lição que aprendi na vida é que se existe algo no futuro que pode lhe trazer problemas, diga não hoje. Mesmo que a pessoa fique chateada, melhor dizer na hora do que depois os dois não se falarem mais por divergências.

Então feche sua janela para nada importante sair voando e cuide das finanças para ter segurança e poder focar nos sentimentos.

PAI AUSENTE

Não falarei aqui do pai que sai de casa, deixando a família e, sim, daquele que fica. Mas como alguém presente pode, ao mesmo tempo, ser ausente? Como alguém que participou da nossa geração acabou engolido – e muitas vezes desprezado – no meio do caminho?

Todo pai ausente é um ser solitário, pois não conseguiu ter uma relação profunda com seus filhos e foi colocado ou se colocou à parte da família.

A figura do pai ausente é gerada de várias maneiras: por medo, por preguiça, por machismo, entre outras. Também pode haver uma contribuição grande da companheira para essa ausência.

A mulher, quando fálica, coloca-se em uma posição de controladora, e já que foi ela quem carregou o filho por nove meses, acha que tem mais direitos ou poderes sobre ele. Quem decidirá algo sobre aquela vida será somente ela, então ela quer fazer tudo pela criança e até diz que o homem não serve para isso, não sabe cuidar. Sua onipotência não tem limites, ela reclama de tudo, só ela sabe como se faz, é a famosa "tudóloga". Consequentemente, o pai fica de lado, servindo apenas para trazer dinheiro para casa.

Concordo que muitos homens se aproveitam disso para não terem trabalho. Já que somente a mãe sabe cuidar, ele deixa a família de lado, fica no futebol, no bar ou no sofá vendo TV e não dá atenção ao filho.

Conforme a criança cresce, essa situação é reforçada, pois com relação ao pai foi criada uma distância enorme, que muitas vezes não se recupera. Nesses casos, é comum a mãe ir fazendo uma lavagem cerebral na criança para colocá-la do seu lado, como se fosse uma competição.

Ela começa a enfatizar os defeitos do pai e a mostrar como apenas ela sacrifica a vida em prol dos filhos. Com isso, já se inicia um sentimento de dívida no filho; no futuro, ele se sentirá obrigado a cuidar dessa mãe para pagar tudo o que apenas ela fez por ele. E o pior é que a criança vai crescer distante e com raiva do pai por fazer a mãe "sofrer" tanto.

Às vezes, até os problemas conjugais são contados para a criança, o que faz o pai parecer o vilão da história e a mãe a grande heroína. O que resulta disso é que se mostra ao filho um exemplo masculino ruim e fraco e essa imagem vai persistir a vida toda.

A mãe não deve fazer isso, pois essa energia masculina é muito importante. O filho precisa conhecer os dois lados para ter um futuro emocional equilibrado.

A criança necessita da energia do pai tanto quanto da mãe, pois essas energias ficarão internalizadas nela. Elas são igualmente importantes e precisam ser reconhecidas, porque a vida vai exigir, em diferentes ocasiões, ora a força do masculino, ora a sensibilidade do feminino.

Estou falando de energia. Isso não quer dizer que a mulher não possa ser forte ou que o homem seja necessariamente um insensível. Somos sempre dois no nosso interno, temos a energia dos dois e precisamos muito disso para nosso equilíbrio.

Um filho é para ser compartilhado tanto nas alegrias quanto no trabalho que ele demanda.

Nunca se deve falar mal do cônjuge para os filhos. Isso também vale para o pai em relação à mãe, pois tem muito homem que faz esse jogo de vítima.

Os problemas conjugais devem ser resolvidos pelos dois "adultos" da relação. Não se deve colocar os filhos nas incompatibilidades dos pais. Isso é uma covardia para com as crianças. O casal deve preservar sua intimidade, por mais que tenha coisas a resolver entre os dois, e deixar os filhos fora desses problemas.

Pai, seja presente, participe da vida dos seus filhos. Mostre como eles vão enfrentar a vida lá fora. Não é só da energia da mãe que eles precisam. Sem a sua energia, eles ficarão incompletos e inseguros.

DR

Discutir a relação – a famosa DR – é uma expressão que aterroriza todos os casais, principalmente os homens, que têm mais dificuldade de se abrirem com os parceiros.

Mas esse é um ponto crucial em qualquer relacionamento, pois coloca, ou pelo menos tenta colocar, uma luz em alguma situação que está impedindo uma boa convivência. Porém, depende de como é feita a DR. Se for para parar e refletir sobre o que não está funcionando de maneira equilibrada, olhando de vários ângulos, ela pode ser muito frutífera. Mas, por outro lado, se ela é iniciada como um julgamento, somente com acusações, torna-se mais um problema para resolver. Quando se inicia com a ideia de que só um está certo, de que só um é culpado, é melhor nem começar, pois vai gerar mágoas e irritabilidade.

A DR precisa ser equilibrada e quem a iniciar tem que estar aberto a escutar também. Não pode ser um monólogo, deve-se deixar espaço para o outro falar e mostrar como vê aquilo. Ela pode ser rica e ajudar a fortalecer o relacionamento, pois quando expressamos os sentimentos e o que nos incomoda, damos ao outro a chance de pensar no que está acontecendo e que, na maioria das vezes, ele não percebe.

Mas e aí? O outro não deve estar atento ao que precisamos, pensamos e queremos? Sim, o outro pode estar atento, mas ele não é vidente. Ele não tem obrigação de adivinhar, você precisa falar e deixar o outro saber como se sente.

Muitas pessoas gostam de sabotar o relacionamento, ficam quietas, como verdadeiras vítimas, e vão deixando o copo encher, dia após dia, até que em determinado momento o copo entorna e aí não dá mais para resolver. O que sobra é um acúmulo de ressentimentos; não se tem ideia do todo, quanto mais de como consertar. E, às vezes, há a separação com acusações para todos os lados, pois ninguém assume seus erros, a culpa sempre está no outro.

Quando se quer viver com alguém, é essencial ter em mente que não vai ser como um desenho da Disney, o "viveram felizes para sempre". Vai precisar de trabalho, de ajustes, de uma manutenção eterna, por mais legal e atenciosa que seja a pessoa ao seu lado.

Depende também de como se falam as coisas, de qual estado de espírito se encontra no momento. Dificilmente falar quando se está no meio do furacão sai como deveria. Quando se está magoado ou com raiva, você quer machucar o outro, pois você acha que foi machucado de propósito.

Em teoria, você não escolheu seu inimigo para viver junto. Num estado normal de temperatura e pressão, o outro está do mesmo lado que você; às vezes até parece que não, mas está, ou deveria. Então tenha paciência, o outro quer ser feliz tanto quanto você. Ele não quer irritá-lo propositalmente nem ser negligente, mas acontece, ainda mais nessa vida corrida que levamos.

Espere o melhor momento e fale calmamente o que precisar, sem atacar, mostrando como se sente. Diga qual é a sua parte nessa história, como você também deixou passar algumas coisas que poderiam ter ajudado antes, se for o caso.

Toda relação é uma divisão igual de responsabilidades, para o bem ou para o mal, na saúde ou na doença. Não adianta dizer que só você luta pela relação. Quando um relacionamento dá certo ou quando ele acaba há a participação de todos os envolvidos, não existe outra maneira de ver.

Você pode ter resistência sobre isso, mas se fizer uma análise perceberá a sua contribuição no que está acontecendo. Quanto mais ficar na defensiva, entrincheirado em suas certezas, mais vai afastar o outro. Lembra-se do que eu falei de sabotagem?

A maioria das pessoas não gosta de ser cobrada e, quando isso acontece, defende-se lembrando de coisas que também não curte no outro. Além disso não levar a nada, é uma infantilidade que não deixa chegar à causa principal do problema, como se o importante fosse se defender no lugar de resolver o que precisa. Se você tem motivos para contra-atacar, é porque você não teve coragem de conversar com o outro antes.

Uma relação é, ou deveria ser, feita de adultos que conseguem encarar suas dificuldades de convivência para aprenderem a viver a dois.

CONFUSÃO DE PAPÉIS

Uma das confusões mais normais em um casal é quando existe uma relação de mãe e filho. A mulher começa a agir como se fosse mãe do marido e ele age como se fosse o filho adolescente dela.

Nesse conflito, que tem origem na aclamada teoria do Complexo de Édipo de Freud, o homem vai procurar uma mulher parecida com a sua própria mãe e quando se casa cria um relacionamento infantil.

A mulher, pela mesma teoria, vai em busca do amor do pai e, nesse caso, provavelmente ela teve um pai infantilizado também. O que a mulher deve estar atenta é que isso não acabará se ela não deixar o homem crescer.

Quer dizer que é a mulher que reprime o homem? Não na totalidade das vezes, mas ela pode enfatizar uma imagem que ele provavelmente presenciou com os pais em sua infância.

Ele também usa isso em benefício próprio, não se responsabilizando pela sua parte. Então costuma ficar tudo para a mulher fazer ou resolver, enquanto ele fica sem preocupações ou tarefas. E quando os dois têm filhos, ele não quer saber da criação, deixando tudo nas mãos dela.

Agora imagine: como é para essa mulher ter libido por esse homem? Onde está a admiração por ele? E o homem, como ele vai ter tesão pela imagem da mãe?

Alguém já dizia: "Se você alimenta o monstro, o monstro cresce". Então se você, mulher, alimentar essa infantilidade fazendo tudo para ele, ele nunca vai melhorar e você vai ficar reclamando a vida inteira, sendo você mesma a culpada pela manutenção dessa situação.

Outra coisa que ajuda na permanência desse problema é quando há ganhos secundários.

Como assim?

Sim, se você é a pessoa que faz e decide tudo, você tem a ilusão de controle. Você reclama que seu cônjuge não a ajuda, mas, por outro lado, não quer dividir o "poder", quer fazer tudo do seu jeito e, assim, ele obedece às suas ordens.

E quando se fala em mudar essa situação, muitas pessoas resistem para não perder o controle. Então aguentam estar do lado de alguém infantil e não fazem nada para ajudar o outro a crescer.

A grande pergunta é: era isso que você queria de um casamento? Repetir a vida que viu quando criança? Pergunte-se: seus pais eram felizes ou viviam em meio a brigas e reclamações?

A mulher precisa cuidar de si e cobrar do companheiro que faça parte das responsabilidades, entre elas, ajudá-la a cuidar dos filhos, pois o homem também participou da geração deles.

E o homem precisa deixar de ser um adolescente mimado e ajudar a mulher nas tarefas e responsabilidades da casa. Não basta só trabalhar e depois ir para o bar, para o futebol, ou ficar no sofá como se fosse um marajá, enquanto a mulher, que na maioria das vezes também trabalha fora, chega em casa e tem que fazer tudo sozinha.

Existe também o casal no qual o marido faz o papel de pai da mulher e a mulher o de filhinha, que não tem iniciativa e fica esperando a aprovação do marido. Ela acaba aceitando tudo como uma boa menina para agradar ao "pai". A mulher tem que ter voz para dizer "não" ou "vamos" quando necessário, não pode se omitir e deixar todas as decisões nas mãos do marido.

Um casal adulto reparte tudo – o trabalho, as finanças, as decisões, os medos e as alegrias. Não é para um só tomar decisões, ambos devem participar de todos os pontos do relacionamento. Isso faz os dois crescerem, pois se afastam do modelo que tiveram na infância. E é bem difícil porque, para a pessoa, aquele foi o exemplo de mundo e de vida que ela aprendeu.

Por isso o casal deve estar muito atento para não repetir fórmulas que não servem mais, principalmente porque, no caso de se ter filhos, eles estarão observando tudo.

FILHOS

Uma parte importantíssima na rotina de uma casa são os filhos. Eles mudam toda a dinâmica da relação na questão de cuidados, prioridades e finanças também.

Antes de ter um filho, o casal precisa avaliar muitas coisas para não fazer da criança um problema.

A princípio, acho que casais deveriam esperar de três a cinco anos morando juntos antes de terem um filho. O ideal também é fazerem tudo que querem fazer antes do nascimento, como concluir alguma graduação e conseguir empregos que criem uma base financeira saudável para o casal e para o novo integrante da família.

Muitos casais agem impulsivamente e assim que se casam ou vão morar juntos já ficam grávidos. Isso quando ainda não engravidam enquanto estão namorando, muitas vezes sem ter a certeza se aquela pessoa é a certa para compartilhar uma vida a dois.

Casar-se só porque estão grávidos, por causa da pressão da sociedade, tem uma grande probabilidade de não dar certo. Uma coisa é o namoro, cada um na sua casa; outra é morar embaixo do mesmo teto, onde vão se encarar o tempo todo, vão precisar se encaixar na rotina do dia a dia. Muitas facetas novas são mostradas quando estamos sendo observados o tempo todo, algumas máscaras não conseguem se manter. Imagine uma criança no meio disso tudo. Vai virar uma bagunça e o casal terá que ter muito jogo de cintura.

Existem algumas pesquisas que apontam o custo financeiro de uma criança (só uma criança) até a faculdade. Dependendo da renda familiar, ele pode variar de R$ 240 mil a R$ 1.100 milhão. Você tem que pensar em plano de saúde, fraldas, roupas, alimentação, creche etc., e conforme a criança vai crescendo o gasto também vai aumentando. Faça um planejamento bem-feito. Imagine tentar fazer uma graduação depois ou morar de aluguel.

Você também vai precisar de uma rede de apoio – por exemplo, os avós – para dar uma ajuda quando necessário.

A questão aqui não é desestimular ninguém a ter filhos, mas mostrar aspectos que podem colocar os pais em situações muito difíceis e desafiadoras e levá-los à impressão de que caíram num buraco sem fundo.

Se for da sua vontade, tenha filhos, mas antes crie uma infraestrutura boa para recebê-los, para depois não colocar a culpa das mazelas nas crianças.

AGRESSÕES

Defina agressão...

Ela pode ser definida de várias maneiras. Há aquelas agressões mais evidentes, como as físicas e/ou verbais, que são sentidas de forma imediata e são feitas sem nenhuma intenção de amenizar seu efeito.

A física, com certeza, é a mais covarde, sempre parte de alguém mais forte para outro mais fraco, frequentemente um homem contra uma mulher ou uma criança. Ela vem de várias razões, como insegurança e frustração, entre outras fraquezas.

É difícil as pessoas assumirem suas ações, suas falhas e seus erros. Elas querem sempre culpar algo ou alguém e geralmente quem está mais próximo paga o pato pela incompetência e pela covardia delas.

Em geral, é o homem que faz esse papel terrível. Ele desconta seus fracassos na esposa, isso quando não inclui os filhos, e não raro usa algum vício como desculpa para fazer o que faz, às vezes até alegando que se transforma em outra pessoa. Mas isso não existe. Quando estamos sob o efeito de alguma substância que abaixa o nosso superego, ou seja, nosso senso de limites, mostramos um pouco mais do que escondemos do mundo, perdemos o medo do julgamento do outro. Nada é criado por nenhum tipo de droga, não há desculpas.

Porém atitudes violentas não são exclusividade de homens. Muitas mulheres são extremamente agressivas, principalmente em relação aos filhos. E quando um dos pais vive agredindo os filhos e o outro se mantém omisso, ele é cúmplice dessa agressão, não se engane. E esses filhos, além de quererem saber por que são tão agredidos, vão se perguntar por que ninguém os defende.

Também há a agressão emocional, aquela que machuca a autoestima do outro. Invariavelmente, são usadas as informações colhidas na intimidade do relacionamento com a própria pessoa para machucá-la, para deixá-la insegura ou envergonhada. E quem faz isso consegue esconder o medo de revelar seus próprios defeitos.

Agora, o que fazer? A questão é se a pessoa que sofre a agressão quer fazer algo para mudar ou quer ficar numa zona de conforto, com os seus ganhos secundários. É o caso do vitimismo, que muitos usam para não terem trabalho de se mexer para mudar uma situação ruim, pois têm outros ganhos, como o financeiro ou o emocional.

O outro só nos faz aquilo que deixamos. A responsabilidade pela situação em que nos encontramos é somente nossa. Não podemos nos iludir tentando colocar a culpa nos outros. É duro enxergar que deixamos chegar ao ponto em que estamos por puro interesse ou comodismo.

Na verdade, o outro só faz conosco aquilo que permitimos. Quando se permite que a agressão vire uma rotina, você acaba ajudando a perpetuar esse tipo de comportamento. É preciso colocar limites nas relações abusivas. Se não conseguir por conta própria, deve-se procurar ajuda de amigos, de parentes e até da polícia.

Não se deve deixar ninguém tirar nosso bem-estar, ninguém tem esse direito. Por mais que esse alguém seja próximo, não tem por que não nos colocarmos em segurança. Não se pode viver sob ameaças e em constante perigo.

Podemos errar em nossas escolhas, mas não podemos permanecer eternamente ao lado de quem não merece nossa companhia.

O PREÇO DE CADA UM

Em toda a relação existe uma precificação inclusa que, de tão sutil, dificilmente é percebida. Na maioria das vezes, ela é avaliada de forma inconsciente por nós e demoramos a perceber para que lado pende a balança.

Precisamos ter um preço para alguém que quer conviver conosco, pode ser na família, no trabalho e, principalmente, com os parceiros que encontramos pela vida.

A pessoa que não valoriza a si mesma, não se engane, não tem valor para o outro. É a famosa síndrome de cachorrinho: o dono não dá atenção, não brinca, por vezes bate e até o alimenta mal, mas o cachorro fica lá, ao lado dele, esperando um ínfimo olhar para abanar o rabo.

O preço, aqui, metaforicamente abordado, é o respeito e a dedicação que devemos exigir em uma relação. O outro só nos trata mal quando permitimos, quando entende que estaremos esperando por ele não importa o que faça ou deixe de fazer.

Precisaria ser assim? Claro que não. Mas somos seres humanos e temos o hábito de dar valor só àquilo que nos é caro. Por exemplo: conquistamos o afeto de uma pessoa, mas a deixamos de lado por nos sentirmos donos da situação e ficamos na fantasia de que ela aguentará tudo, independentemente da nossa falta dedicação. Muitas vezes, só vamos valorizá-la quando a perdermos.

Uma pessoa sem "preço" não é admirada ou amada. Em geral, ela fica na ilusão de que se for boazinha, não reclamar e não exigir atenção para suas necessidades, vai ser valorizada por todos. Então se anula e fica esperando um retorno por tudo o que dedicou aos outros. E como, invariavelmente, não vem esse reconhecimento, ela sente uma frustração imensa e entra no vitimismo para ver se alguém lhe dá atenção.

Bert Hellinger cita no livro *Ordens do amor* a lei do equilíbrio entre dar e receber. Em sua teoria da Constelação Sistêmica, diz que quando recebemos alguma coisa de alguém, nos sentimos obrigados a compensar de maneira correspondente, e até conseguirmos retribuir nos sentimos em dívida com esse alguém.

Consequentemente, podemos dizer que dar mais do que receber pode estragar a relação. Por exemplo, se alguém lhe dá uma maçã e você, em retribuição, dá a essa pessoa uma caixa de peras, ela vai achar que você não deu valor para a maçã que ela lhe deu. Com isso ela se sentirá menor, ficará com raiva e vai desprezá-lo por isso.

Então aprenda a avaliar melhor os seus relacionamentos, comece a perceber o que você recebe de cada pessoa com quem convive e retorne apenas o que teve de cada uma. Pare de se sacrificar por alguém que, muitas vezes, nem lhe pediu isso. Deixe de alimentar seu narcisismo querendo o reconhecimento dos outros pelos seus grandes serviços prestados.

E se existe uma pessoa que deve valorizar você em primeiro lugar, esse alguém é você mesmo. O que vier depois disso é lucro.

RELACIONAMENTO ABERTO

Muitos casais, principalmente depois de algum tempo em que estão juntos, optam por mudarem o combinado e saem da monogamia para o dito relacionamento aberto, ou seja, começam a se relacionar com novas pessoas.

Há vários estilos de relacionamento aberto, como cada um sair com pessoas diferentes, ou partir para um "trisal" (a três), ou, ainda, o famoso *swing* de casais. Esse acordo, de certa maneira, diz que os envolvidos renunciam à fidelidade ou à exclusividade mútua.

Alguns ditam regras, como não sair com conhecidos do casal e contar tudo o que aconteceu nos encontros, até com detalhes íntimos, como uma forma de manter a confiança no parceiro, por mais ambíguo que isso possa parecer.

Num "trisal", um novo elemento é convidado a partilhar a intimidade do casal. Muitos homens têm o fetiche de transar com duas mulheres ao mesmo tempo. Claro que mulheres também têm, mas é mais um desejo masculino.

Também existe o *swing*, que é a troca de casais, em que os parceiros vão para a cama com os parceiros dos outros e vice-versa. Isso pode ser em casas particulares ou nas já disseminadas casas ou boates de *swing*, onde vários casais que não se conhecem se reúnem para transar com outras pessoas ou ficam no módulo *voyeur* e observam quem está transando.

O grande problema é quando um dos dois renuncia ao que realmente quer ou aceita a nova forma da relação somente porque o parceiro assim o deseja, por medo de que a relação acabe.

Outro aspecto importantíssimo é que quando o casal começa a procurar alternativas ao cotidiano que ficou rotineiro, às vezes está colocando uma cortina de fumaça, ou seja, eles estão em negação para não encarar algum problema que está acontecendo entre os dois.

Muitas pessoas têm medo de machucar o parceiro e, em geral, não são sinceras sobre o que realmente desejam. Incluir alguém na relação pode ser uma forma de maquiar o cotidiano porque não se suporta mais a convivência a dois ou, pior, de testar pessoas na procura do próximo parceiro usando o atual.

É verdade que aqui coloco opções e acho que todos os tipos de relacionamentos são válidos se houver sinceridade e respeito de cada componente da equação. Renunciar à sua essência por medo ou comodismo é que geralmente não acaba bem para ninguém.

Antes de tudo, tome cuidado com os sentimentos dos outros e, sobretudo, com os próprios. Não manipule pessoas por prazer e interesse próprio. É melhor abrir o jogo do que enganar e acabar ferindo alguém que já foi importante na sua vida; assim, talvez possa continuar a ser, mesmo não estando mais ao seu lado.

Se tiver que sair da relação, saia com dignidade. Se ainda quiser ficar, que seja por achar que vale a pena, mas sempre com sinceridade em todos os momentos. As pessoas mudam e têm o direito de seguirem caminhos diferentes. Não jogue no ralo o que já viveu por preferir um novo destino.

PEQUENAS MENTIRAS

Estar com alguém e nos abrir para esse alguém é o que todos nós queremos, ou pelo menos dizemos que ansiamos; poder compartilhar tudo, ter a confiança de nos mostrar inteiramente para outro ser, nos desnudar de corpo e alma, numa união perfeita.

Mas a maioria das pessoas, ao encontrar alguém com quem tem essa vontade, começa a ter medo de perdê-lo. E se o outro não gostar do que descobrir? E se me vir como realmente sou? Mesmo que a própria pessoa não faça ideia de quem seja, prefere primeiro se esconder, não tem segurança de que será amada do jeito que é.

Então se inicia um processo de pequenas mentiras. As pessoas acabam se moldando de uma maneira que acham que o parceiro vai gostar, sem discordar de nada, aceitando tudo que ele disser ou quiser fazer. Quando confrontadas, não querem negar ou rejeitar nenhuma ideia do outro, dizem o que acham que ele quer ouvir. Criam-se máscaras em cima de máscaras, que se assemelham às camadas de uma cebola, ou seja, o eu real fica enterrado.

É comum cobrarmos sinceridade plena do parceiro, que ele se abra e confie, mas muitas vezes não fazemos isso nós mesmos. Cobramos algo que não damos.

A verdade liberta, enquanto a mentira "inocente" aprisiona a energia do casal e, mesmo de forma inconsciente, quem a ouve sente que algo não é sincero. Uma mentira precisa de muitas mais para dar suporte à primeira. É uma demanda enorme de energia que normalmente não vale a pena, pois você está tão ocupado em manter a aparência para agradar ao outro que não desfruta do relacionamento. Parece um procurado pela polícia, sempre com a preocupação de que alguém descubra a verdade, que veja o real de você.

Seja você, seja sincero com quem você acha importante e, principalmente, consigo mesmo. Aguente as consequências de forma adulta e de cabeça erguida.

Se você quer amor, dê amor primeiro; se quer sinceridade, dê verdade. Tudo na vida tem um preço. Se quer receber algo, ofereça alguma coisa em troca. Com certeza você vai se surpreender com a reação das pessoas.

Temos a fantasia de que enganamos alguém, mas quem realmente enganamos a não ser a nós mesmos?

Estar numa relação na qual achamos que não podemos ser nós mesmos é dizer que não servimos e que não estamos à altura do outro, é acreditar que precisamos fazer um teatro para atrair alguém.

Acredite em si mesmo e não no que alguém colocou na sua cabeça. Provavelmente você não teve incentivo suficiente na sua vida para acreditar no seu próprio valor e acabou criando uma forma de se proteger.

Jogue fora o que ensinaram ou disseram para defini-lo, inicie uma viagem a fim de descobrir quem é a pessoa que reside no seu corpo. Pare de ir pelo caminho conhecido, passe a se explorar mais, a se conhecer, pois se você andou mentindo para alguém é porque não sabe nada sobre si próprio.

E o pior é que muitos não têm noção de quem são, ficam se comparando, projetando um comportamento que acham ideal sem perceberem que o que serve para os outros não necessariamente serve para eles.

Siga sua intuição e faça uma lista das coisas que lhe dão prazer e aquelas que não dão. Aprenda o que lhe faz bem e use isso como um norte. Viva em busca do prazer. E se por acaso alguém não concordar e se afastar desse novo você, tenha certeza de que ele não se importa com seu bem-estar.

Como diz o ditado, "A verdade liberta". Além de libertar, deixa a vida leve.

CURSO PRA CORNO

Quando eu digo corno, não estou falando só para homens. Essa é só uma expressão genérica. Há pessoas que além de serem diplomadas nesse curso, fazem pós-graduação. Um dos principais motivos é quando alguém resolve morar com o parceiro, seja por casamento, seja por união estável, e continua querendo viver a vida de solteiro que vivia.

Lógico, não quer dizer que por estar com alguém você vai abdicar de tudo o que fazia antes do relacionamento, contudo precisa existir uma coerência. Se você pensa que tudo deve ser da mesma maneira, então nem entre na relação ou não altere o status dela, fique só namorando e cada um na sua casa. Quando você mora com seu parceiro, existe a questão de dar prioridade para a pessoa, você não pode sair fazendo o que bem entende e querer que o outro esteja em casa à sua espera.

Mesmo em um casal existe a necessidade de um espaço para cada um. Há momentos de compartilhar amigos, parentes, e há horas que não. O importante é que tudo seja estabelecido de forma equilibrada e que haja consenso. Se você quer sair todos os dias da semana com seus amigos, se a relação com eles é mais importante, o que você está fazendo em um relacionamento sério?

Tive um colega de trabalho que começou a fazer aula de artes marciais. O cara ficou viciado, disse que estava indo à academia todas as noites. A esposa ia para a casa dos pais dela, depois da aula ele passava lá para irem para casa e dormiam por volta da uma hora da manhã. Pense, que hora tinham para se dedicarem um ao outro? Intimidade, nem pensar. Imagina o cansaço. De novo, prioridades.

Existem também os "ogros", que acham que fazem um favor de existirem, tratam os cônjuges como pessoas sem importância, xingam, gritam, não escutam o que o outro fala, desprezam e, invariavelmente, acham que são mais inteligentes – o perfeito "fodão". E não estou falando só de homens, há muitas mulheres nessa categoria.

Veja a cena: a esposa, que trabalhava fora, liga para o marido na hora do almoço num dia de semana, por acaso aniversário dela, e pede a ele para passar na confeitaria e pegar o bolo que ela encomendou, pois à noite iriam a um barzinho com amigos para comemorarem. O rapaz, frequentador assíduo do "Curso pra Corno", primeiro da classe, diz que não, porque ele não queria pegar trânsito para chegar em casa e que ela era folgada; já que o aniversário era dela, ela deveria se virar. Claro que ele, de novo, pensou só no umbigo dele, não pensou que eles iriam encontrar amigos e que, provavelmente por isso, ela queria um tempo, ao sair do trabalho, para poder se arrumar ou descansar um pouco. Se você está achando absurdo, eu presenciei esse telefonema.

São apenas alguns exemplos, mas a situação é grave. Ninguém fica com alguém com a intenção de terminar ou trair, porém a vida nos leva por alguns caminhos que não imaginávamos. Uma traição nunca deveria ser a solução, no entanto muitas pessoas usam essa saída para não enfrentarem a realidade.

Existem várias maneiras de fuga, de deixar de resolver uma situação que não está boa ou que já terminou. Uma delas é quando os filhos são usados como desculpa. Dedica-se a eles todo o tempo disponível, deixando o cônjuge de escanteio, como se fosse por um motivo sublime, muitas vezes dormindo no quarto das crianças para não encarar a cama do casal.

O trabalho é outra maneira de fugir. Quem vive mais na empresa do que no lar, sai de casa cedo e chega quando todos estão dormindo, é porque não sabe como encarar a situação. Fazer muitos cursos também. A pessoa vai para a escola adquirir outros conhecimentos, menos o de como se relacionar com o companheiro.

Ou seja, se algo não está bem no seu relacionamento, encare, pare de fugir, abra o jogo, converse, discuta, vá atrás de ajuda especializada. Talvez o outro também queira a mesma coisa que você, ele merece saber o que se passa.

É claro que há pessoas que, mesmo em uma confrontação, resistem e se negam a encarar a realidade. Porém o importante em tudo na vida é ser sincero, por mais ingênuo que isso possa parecer. E se o outro não conseguir entender ou se colocar no seu lugar, talvez seja você quem terá que tomar decisões.

É duro, sim, mas isso às vezes vai fazer você não perder tempo numa relação que está ruim ou acabada. E se tiver filhos, vai mostrar a eles que quando crescerem não precisam ficar num relacionamento ruim, que devem procurar uma maneira de serem felizes, nem que seja com outra pessoa.

Na maioria das vezes, frequentar o "Curso pra Corno" acontece devido ao perpetuamento de exemplos que tivemos no passado, mas nem tudo o que aprendemos observando os outros é necessário seguir se não nos cabe. Se nos faz levar uma vida medíocre, precisamos rejeitar. Por isso o autoconhecimento é tão importante, pois com ele conseguimos reconhecer o que nos faz bem e, assim, podemos deixar o que é ruim do lado de fora.

SEXO

Ele é uma parte importantíssima de um relacionamento; na verdade, é o que nos conecta em um primeiro momento. Só que nenhum relacionamento se mantém só por sexo. É preciso muito mais do que isso para se manter uma relação, mas também não deve ser negligenciado.

O sexo pode ser usado como um termômetro do relacionamento. Se não anda bem ou anda escasso, ligue seu radar, verifique se algo está fora dos trilhos. Esteja atento.

Ele é só uma das formas de carinho, precisa de energia libidinal na medida certa e da entrega sem medo; é complexo e simples ao mesmo tempo, passa muito pelo companheirismo do casal, pela confiança e pela admiração.

Como se diz em curso de noivos, o sexo começa pelo "Bom dia!". Não é só chegar e querer se dar bem, se você passou o dia olhando para o seu umbigo e não prestou atenção nas necessidades do outro. Se ficou criticando e deixou o outro com a cozinha, com a casa para arrumar, filhos para cuidar sozinho, não pense que a noite será de final feliz.

Um relacionamento precisa de equilíbrio em tudo, nas tarefas e no prazer.

Outro aspecto é o físico. Cuidar do corpo é muito importante, com uma alimentação balanceada e fazendo exercícios para ganhar mais vitalidade. Não adianta comer besteira demasiadamente ou encher a cara de cerveja e esperar um rendimento de atleta. Também não reclame do corpo do outro quando você não cuida do seu.

Acorde, faça com que seu cônjuge o deseje. Não se trata de ter alguém que não precisa conquistar todos os dias. Essa é a premissa da juventude, como no filme do Adam Sandler, *Como se fosse a primeira vez*, no qual ele encontra uma garota que tinha um problema de perda de memória recente. Num dia ele a conhece, fica apaixonado e pensa que ela também, mas no dia seguinte ela nem se lembra de quem é ele. Então todos os dias ele precisa conquistá-la novamente.

Imagine viver a vida com alguém como se todo beijo fosse igual ao primeiro como mostra o filme? E isso é possível se você souber alimentar essa situação.

Faça seu parceiro se apaixonar todos os dias por você, deixe de se limitar. Não foi sorte conquistá-lo da primeira vez, ele viu algo em você de que gostou muito. O problema é que você nem se deu conta e, provavelmente, deixou para lá a energia que usou na conquista, acomodou-se, mas fica cobrando do outro o mesmo interesse.

Use também sua criatividade, saia da bendita rotina de todos os dias, surpreenda. Existem muitas possibilidades para isso.

Deixe de preguiça, esforce-se, faça algo diferente sempre – um restaurante, uma roupa ou um perfume novo; às vezes, um olhar é o suficiente. Mas não pare por aí. Discuta, pergunte o que o outro gosta, perceba o que ele não gosta. Faça aquilo que gostaria que fizessem para você: doe-se. Não se engane, quando você baixa a guarda, o outro retribui.

Quando se busca o prazer mútuo, ele é redobrado; quando você percebe quanto prazer pode proporcionar, seus medos de se entregar se vão e, então, chega-se a um ponto até espiritual de almas se encontrando.

O sentido da vida é ir em busca do prazer e você pode vivenciá-lo de várias maneiras. E sexo é, com certeza, uma das melhores formas de atingir isso.

COMEÇO, MEIO E FIM

Tudo na vida tem um começo, um meio e um fim. A vida é assim e tudo que a ela pertence se comporta dessa maneira. Entre esses aspectos estão os relacionamentos conjugais.

Na religião católica, em uma cerimônia de casamento, o padre diz: "Até que a morte os separe". Pode ser que isso aconteça ou não, mas indica também que todos os relacionamentos um dia acabam, seja pela morte de um dos dois companheiros, seja pela separação deles.

A separação é o final de uma história. Ela encerra a convivência, a intimidade; ela divide os caminhos para cada um seguir o seu próprio, com uma nova pessoa se assim desejar.

Abrir mão de alguém às vezes é inevitável, às vezes imaturo, às vezes egoísta. Na maioria dos casos é devido a não se estar presente, é fantasiar que o relacionamento não precisa de esforço, de cuidado. Ele precisa e muito. Se você não prestar atenção pode perder tudo o que construiu de uma hora para outra.

Pare de olhar para o mundo, para a vida dos outros, e olhe o seu mundo, a sua vida. Pare de se comparar com os outros. Ache a sua felicidade, não tente copiar a de ninguém.

Antes de tomar qualquer decisão, pergunte-se por que entrou naquele relacionamento, quais qualidades viu no outro, quais as carências que você foi suprir. O que mudou? Você já conseguiu aquilo que procurava ou nada do que projetou foi alcançado?

Em qualquer relação, problemas e divergências são uma coisa normal e se devidamente tratados, podem ser resolvidos quando os dois sabem o que querem. Se nesse querer o outro está contido, fica mais fácil. Mas quando o outro não está mais incluído nos planos futuros, o que fazer? Talvez, então, seja melhor separar.

Como isso acontece? Quando alguém deixa de ser importante a ponto de querermos seguir sozinhos?

Na caminhada de duas pessoas podem acontecer muitas coisas que as fazem perceber que existe um ponto sem volta para ambas. Os motivos variam: a falta de diálogo; a mudança de objetivos, que deixam de ser comuns aos dois; a perda do respeito, da confiança, da admiração mútua.

Existem algumas situações em que o diálogo pode acertar alguns pontos discordantes, mas em outras você não vai conseguir resolver. Você pode até querer uma máquina do tempo para desfazer alguma besteira que cometeu, mas poderá ser tarde.

Traições, agressões físicas ou verbais e vícios talvez sejam os mais difíceis de ultrapassar ou de perdoar. Porém tudo é possível quando ainda existe um sentimento mútuo.

Só a pessoa pode entender por que quer dar uma segunda chance à relação depois de um acontecimento muito pesado. Não dá para julgar. "Cada um sabe onde o calo aperta", já dizia o ditado popular.

Como eu disse no começo, nada é eterno e não precisa ser. Um relacionamento não dá errado por acabar, ele deu certo pelo tempo que valeu a pena, pelo tempo que durou. A linha tênue é saber quando ele acabou, pois senão passa da hora e pode estragar o que foi bom.

Todos os relacionamentos fazem parte da nossa história. Se forem resolvidos com respeito pelo outro e por nós mesmos e se conseguirmos aprender algo com eles, podem nos ajudar a não errarmos nos próximos.

Nunca se sabe o futuro. Deixe uma margem para se arrepender, para voltar atrás. Não temos todas as respostas, então tente não fechar portas. Às vezes, só percebemos a importância de alguém quando o deixamos ir.

É clichê, mas o que na vida não é?